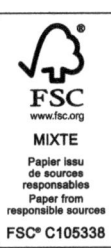

@Laurence C

Éditeur : BOD - Books on demand,

12/14 rond-point des Champs Élysées 75008 PARIS

Impresion BOD - Books on demand,

Norderstedt, Allemagne

N° ISBN : 9782322170913

Dépôt légal : mars 2019

Préface

« L'avenir de l'homme est la femme - Elle est la couleur de son âme - Elle est sa rumeur et son bruit - Et sans elle il n'est qu'un blasphème - Il n'est qu'un noyau sans le fruit. »
Louis Aragon - Le Fou d'Elsa

Que cette citation est douce, elle veut rendre hommage en premier lieu, aux femmes. Ce petit précis a vocation à aider les femmes à s'organiser, afin de mieux vivre les fluctuations de leur nature féminine. Et surtout à accepter leurs émotions, en en prenant conscience et en évitant de réprimer leurs effets pour se conforter aux attentes de leur vie personnelle et professionnelle.

Nous connaissons toutes des variations d'humeurs, des pics émotionnels (...). Ce guide se veut donc joyeux, entraînant et pratique, il suffit de découvrir parfois, un nouvel angle de lecture, pour modifier notre regard sur les choses, les ressentis et les évènements de notre vie.

Je vous propose une méthode de suivi, sous forme de petites notes quotidiennes, qui vous montre comment la nature féminine peut être riche de ressources positives, le tout en sachant se situer émotionnellement et physiquement.

Il s'adresse aux femmes de tout âge.

Ce n'est pas parce que vous n'êtes pas, ou plus soumises aux «règles naturelles», par exemple, que vous n'avez pas une nature cyclique. Il existe des repères gravés comme des marquages intérieurs. Ce sont les sensations qui évoluent, uniquement.

Les femmes portent, comme le fait remarquer, M. Trélaün, dans son ouvrage «Les trésors du cycle de la femme», la mémoire du rejet et de l'impureté qui fut longtemps associée à leurs règles, mais aussi à leur vulnérabilité.

Elles cherchent souvent à camoufler cette période, se faisant, elles ne se respectent pas. (Et attends de l'autre, qu'il la respecte, ça ne peut fonctionner ainsi, n'est-ce pas?). Lâchons donc les masques !

Alternant des moments de capacités accrues et des moments plus propice au lâcher-prise. Les exemples des tableaux de suivi, produits ci-après pourront être adaptés à chacune. Et être utilisés, mois après mois. (Quelques photocopies et le tour est joué). Ils sont divisés en 4 parties thématiques, en référence aux ouvrages et travaux de M. Gray traitant du cycle féminin, dont je me suis inspirée pour leur création.

Je vous invite par ailleurs à lire, son abondant ouvrage intitulé «La femme optimale» si vous souhaitez approfondir toutes ces questions.

Cette opportunité de planifier, afin d'utiliser la bonne énergie au bon moment, conciliera efficacement, vos moments de forme optimale avec ceux plus doux, plus calmes, que vous impose votre rythme féminin personnel. Cela constituera une aide précieuse.

Vous portant vers la réussite et le bien-être. Vous devenez alors votre propre coach personnel... Et cela est merveilleux!

Chères lectrices,
Je vous souhaite de douces
saisons !
    Perniniorent vôtre.
        L.

Sommaire

Concerto N° 1
1er mouvement : Mon hiver silencieux,

Concerto N° 2
2ème mouvement : Mon printemps dynamique,

Concerto N° 3
3ème mouvement : Mon été ensoleillé,

Concerto N° 4
4ème mouvement : Mon automne bouleversé,

Final
Prendre soin de soi à chaque saison

Concerto N° 1

1er Mouvement : Mon hiver silencieux

(du 1er au 6ème jour du cycle)

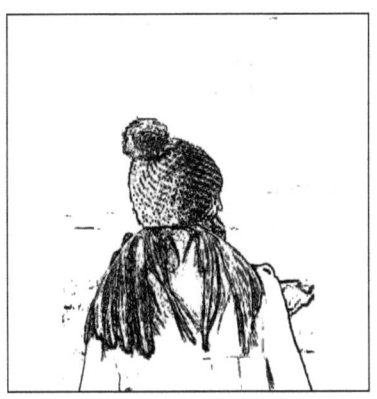

Comme l'hiver, tout en beauté et en froideur : ce premier concerto du cycle féminin, d'une durée globale d'environ 6 jours, est comparable au silence d'un paysage enneigé. Cette saison nous permet d'aller à l'essentiel, de fait. Un langoureux lâcher-prise se met en place sans que nous ayons d'efforts à faire en ce sens. Passive et introvertie, le besoin de repos se fait sentir. Il faut alors abandonner ses inquiétudes et ses préoccupations, en se retirant émotionnellement des intéractions sociales avec doigté...

Mon hiver silencieux (1/2)

(du 1er au 6e jour du cycle)

1er jour	2ème jour	3ème jour	4ème jour	5ème jour	6ème jour
SUGGESTIONS					
MÉDITER	*RELACHER*	*CHOISIR*	*CESSER*	*ÉVALUER*	*PROJETER*
PRENDRE SOIN DE SOI	ETRE FIDELE A SOI-MEME. LACHER-PRISE	LISTER NOS ENVIES	CESSER DE RÉSISTER	AVOIR UNE VUE D'ENSEMBLE DES CHOSES	CHOIX DES ACTIONS FUTURES
MES OBJECTIFS PERSONNELS					

REMARQUES

Mon hiver silencieux (2/2)
(du 1er au 6e jour du cycle)

Du 1er au 6ème jour

+ DE FACILITÉS À...

FACULTÉ DE PARDONNER - DE FAIRE TABLE RASE DU PASSÉ - RENOUVELLEMENT DES ÉNERGIES - INTUITION - REPOS DE L'ÉGO - ACCEPTATION DES CHOSES COMME ELLES SONT PAIX INTÉRIEURE - CAPACITÉ D'ENTREPRENDRE DES CHANGEMENTS

- DE FACILITÉS À...

CONCENTRATION MOINS FACILE - RÉFLÉCHIR LOGIQUEMENT EST PARFOIS DIFFICILE - FAIRE DU SPORT EST MOINS ÉVIDENT - MANQUE DE SOMMEIL - NE PAS ATTENDRE DE COMPRÉHENSION INTUITIVE DES AUTRES

MES # PERSONNELS DE VIGILANCE DURANT CETTE SAISON

MES # PERSONNELS D'AISANCE PENDANT CETTE SAISON

À noter...

Nous nous trouvons généralement ici, dans une phase optimale d'acception de soi. Et nous disposons d'une opportunité naturelle, à réfléchir à l'importance des choses qui composent et interviennent dans notre vie.

C'est une forme d'hibernation naturelle. De repli sur soi.

Elle nous donne la possibilité de nous recréer, profondément, d'avoir le recul nécessaire pour identifier clairement nos nouvelles aspirations.

Nous pouvons au cours de cette phase, apprécier plus que de coutume, notre capacité à exister, ici et maintenant, à prendre conscience de l'instant présent.

À accepter, toute chose comme elle est.

Si notre dynamisme, notre concentration, notre logique, notre disponibilité et notre capacité de décision ne sont pas franchement au plus haut niveau, nos capacités à visualiser, à pardonner sont *a contrario* au top niveau, cela en toute simplicité, confiance et calme.

Concerto N° 2

2ème mouvement : Mon printemps dynamique

(du 7ème au 13ème jour du cycle)

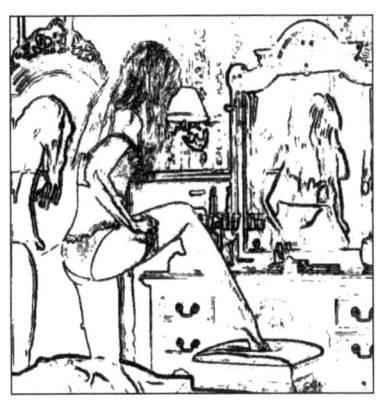

Tout comme la période du Printemps est légère et guillerette, ce deuxième concerto de la féminité, voit l'élan et l'enthousiasme refleurir. À l'instar des fleurs qui repoussent et au bourgeonnement des feuilles d'arbres, il recommence à faire très beau !

L'humeur est si belle, on sème la vie, comme pour avoir le plus beau des jardins d'Eden... Durant une semaine, ce deuxième concerto est une pure petite merveille, qui met du baume dans tous les coeurs!

Mon printemps dynamique (1/2)
(du 7ème au 13e jour du cycle)

7ème jour	8ème jour	9ème jour	10ème jour	11ème jour	12ème jour	13ème jour
SUGGESTIONS						
OSER	PLANIFIER	AGIR	RESSENTIR	CROIRE	RÉPARER	ÉTABLIR
S'ATTELER AUX TACHES EN SUSPENS	IDENTIFIER SES BESOINS ET OBJECTIFS	FAIRE LE 1ER PAS DÉMARRER DES PROJETS	CRÉER DES SENTIMENTS DE RÉUSSITE ET DE GRATITUDE	PRATIQUER DES AFFIRMATIONS POSITIVES SUR CE QUE L'ON SOUHAITE	PRENDRE POSITION ET CORRIGER CERTAINS DE NOS COMPORTE-MENTS	ANIMER SON RÉSEAU DE RELATIONS. ETRE TOLÉRANTE
MES OBJECTIFS PERSONNELS						

REMARQUES

Mon printemps dynamique (2/2)
(du 7ème au 13e jour du cycle)

Du 7ème au 13ème jour

+ DE FACILITÉS À...

ABORDER DES TACHES COMPLEXES - ANALYSER DES SITUATIONS - COMMENCER UN RÉGIME - SE DONNER À FOND DANS CE QUI NOUS TIENT À COEUR - APPRENDRE DES CHOSES NOUVELLES - SE CONCENTRER SUR SOI - SOIGNER SON APPARENCE - AGIR DE MANIERE RÉFLÉCHIE

- DE FACILITÉS À...

FAIRE PREUVE DE PATIENCE - CANALISER UN ENTHOUSIASME DÉBORDANT - MODÉRER SON ÉGO - ETRE EMPATHIQUE - TRAVAILLER EN ÉQUIPE - GARDER LES PIEDS SUR TERRE - ACCEPTER LE RYTHME DES AUTRES - RECONNAITRE LES SENTIMENTS ET ACTIONS DES AUTRES

MES # PERSONNELS DE VIGILANCE DURANT CETTE SAISON

MES # PERSONNELS D'AISANCE PENDANT CETTE SAISON

À noter...

Notre ancrage à posséder une vision positive de notre vie est ici renforcé.

Une grande capacité à agir pour obtenir ce que l'on veut est à notre disposition au cours de cette saison. C'est le moment idéal pour planifier des actions avec des échéances réalisables.

Nous pouvons résoudre des problèmes avec détermination et enthousiasme.

« *Croire et agir en ayant à l'esprit que tout est possible* » : nous possédons le mental pour cela dans cette phase !

Les activités sportives sont recommandées, elles pourront être le théâtre d'une belle endurance.

Si l'empathie, la compréhension, la patience, la réalité et la reconnaissance des actions d'autrui, nous sont moins aisés à mettre en pratique, la bonne humeur, l'idéalisme, la détermination, la clarté et l'énergie seront eux bien au rendez-vous !

Concerto N° 3

3ème mouvement : Mon été ensoleillé

(du 14ème au 20ème jour du cycle)

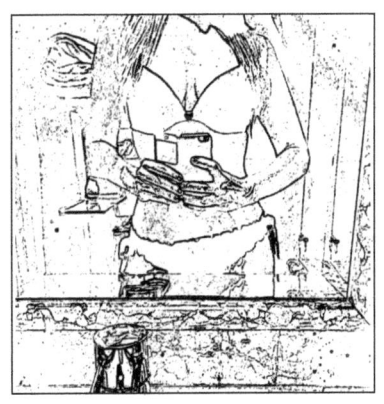

Dès le début de l'été, on ressent comme une envie de profiter de la vie à 200 %, on aime les activités, se dépenser, on fait preuve d'empathie, on communique, on vient en soutien à autrui souvent durant cette période.

On se sent assez apaisée, heureuse et ouverte aux autres. Ce troisième concerto dure 6 jours. Il faut en profiter. Oui, vraiment bien en profiter...

Car qui dit chaleur écrasante de l'été, dit aussi orage, et nous glissons assez rapidement vers la dernière partie du chef d'oeuvre perpétuel des saisons féminines.

Mon été ensoleillé (1/2)

(du 14ème au 20ème jour du cycle)

14ème jour	15ème jour	16ème jour	17ème jour	18ème jour	19ème jour	20ème jour

SUGGESTIONS

RECONNAITRE	COMMUNIQUER	EXPRIMER	HARMONISER	ÉPAULER	PRÉSENTER	ÉVITER
PENSER À SES SUCCES SE VALORISER	S'ACCEPTER ET ACCEPTER LES AUTRES TELS QU'ILS SONT	APPRÉCIER CE QUE L'ON A	FAIRE DES COMPROMIS RECHERCHER L'ÉQUILIBRE	FAIRE PREUVE DE BIENVEILLANCE ET D'ATTENTION	EXPOSER SES REVES ET SES IDÉES AVEC ASSURANCE	RÉDUIRE SES ATTENTES ET ÉVITER LES SITUATIONS SENSIBLES

VOS OBJECTIFS PERSONNELS

Remarques

Mon été ensoleillé (2/2)
(du 14ème au 20ème jour du cycle)

14ème jour	15ème jour	16ème jour	17ème jour	18ème jour	19ème jour	20ème jour

+ DE FACILITÉS À...

FORGER DES LIENS ET DES RELATIONS DE SOUTIEN - RESSENTIR LE BONHEUR ET LA LÉGERETÉ - FAIRE PREUVE DE COMPRÉHENSION DES MOTIVATIONS ET DES SENTIMENTS D'AUTRUI - DÉVOILER SES SENTIMENTS - AVOIR DES CONVERSATIONS À COEUR OUVERT

- DE FACILITÉS À...

ETRE LOIN DE CHEZ SOI - AVOIR UN RAISONNEMENT LOGIQUE - ENDOSSER DES RESPONSABILITÉS SUPPLÉMENTAIRES - AVOIR DU RECUL FACE AUX AVIS D'AUTRUI - NE PAS CULPABILISER POUR DES DÉTAILS -

MES # PERSONNELS DE VIGILANCE DURANT CETTE SAISON

MES # PERSONNELS D'AISANCE PENDANT CETTE SAISON

À noter...

Une force intérieure remarquable, nous permet d'accéder au fait de célébrer la vie à chaque instant, nous nous amusons de tout. Nous sommes notre propre supporter, confiance et assurance, nous permettent de briller et d'obtenir ce que l'on veut.

Nourrie par des sentiments positifs, notre générosité et notre charme rayonnent. Cela nous amène à posséder une plus grande capacité à accepter les situations telles qu'elles sont.

La gratitude nous est plus facile à extérioriser en cette période, nous nous trouvons plus naturellement enclines à faire preuve de douceur, de patience, de générosité. À être altruiste.

Notre féminité est quant à elle à son plus haut niveau, nous ouvrons plus volontiers nos bras aux personnes que l'on aime, pour les câliner et les entourer d'amour.

Certaines peurs, des doutes, de la culpabilité et de la méfiance pourront toutefois faire surface dans certaines situations.

Notre capacité à communiquer, à accepter, notre force intérieure, nous serviront alors à nous autoriser à ressentir cela, en faisant preuve de beaucoup d'amour envers nous même.

Concerto N° 4

4ème mouvement : Mon automne bouleversé

(du 21ème au 28ème jour du cycle)

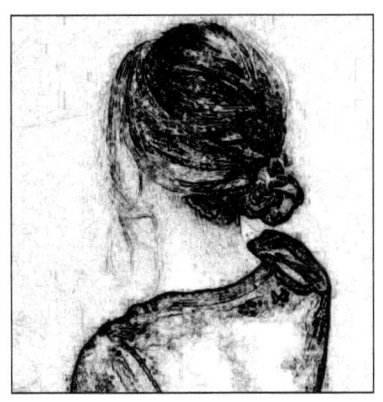

En quelques 7 jours et 7 nuits, ce quatrième concerto aux couleurs automnales du cycle féminin, représente parfaitement, cette saison de transition, avec un temps et une humeur qui deviennent plus fluctuants, si les feuilles tombent, la pluie et les larmes surviennent de plus en plus souvent... Irrépressiblement.

Comme une forme d'intolérance à tout ce qui est superflu, les émotions et les passions sont plus puissantes. Ce 4ème mouvement possède une grande force et un caractère très théâtral...

Mon automne bouleversé (1/3)

(du 21ème au 28ème jour du cycle)

21ème jour	22ème jour	23ème jour	24ème jour	25ème jour	26ème jour	27ème jour
SUGGESTIONS						
LIBÉRER	CANALISER	PROGRESSER	AMÉNAGER	RALENTIR	PARDONNER	ÉCOUTER
CRÉER DES CHOSES CONCRETES AVEC JOIE	REPOUSSER LES PENSÉES NÉGATIVES CALMER SON MENTAL	PRENDRE SOIN DE SOI PAS À PAS SIMPLEMENT	HIÉRARCHI-SER SES PRIORITÉS LACHER-PRISE	ACCEPTER D'ETRE MOINS PERFOR-MANTE AVEC CALME	AUTORISER LES CHOSES À ETRE CE QU'ELLES SONT	SE CONCENTRER SUR CE QUI COMPTE NE RIEN PRENDRE POUR SOI
VOS OBJECTIFS PERSONNELS						

Remarques

Mon automne bouleversé (2/3)
(du 21ème au 28ème jour du cycle)

Du 21ème 27ème jour

+ DE FACILITÉS À...

S'AUTORISER À RESSENTIR TOUTES LES ÉMOTIONS INTENSES - SE CONCENTRER SUR DES SOLUTIONS POSITIVES - LAISSER TOMBER LES ACTIONS QUI NE FONCTIONNENT PAS - À AVOIR CONSCIENCE DES LIENS ET DES SYNCHRONICITÉS

- DE FACILITÉS À...

S'ABSTENIR DE CRITIQUER - FAIRE PREUVE DE PATIENCE ET D'EMPATHIE - NE PAS EXTRAPOLER - À CANALISER LES MONTAGNES RUSSES ÉMOTIONNELLES – NE PAS VERSER DANS LE MÉLO - CANALISER SA SENSIBILITÉ VOIRE SON HYPERSENSIBILITÉ

MES # PERSONNELS DE VIGILANCE DURANT CETTE SAISON

MES # PERSONNELS D'AISANCE PENDANT CETTE SAISON

Focus sur le 28ème jour

Mon automne bouleversé (3/3)
(du 21ème au 28ème jour du cycle)

Le dernier jour du cycle (28ème ou +...)

SUGGESTIONS

Avoir conscience des changements d'ordre physique, mental et émotionnel qui s'imposent à nous biologiquement, peu importe l'âge, le mécanisme est profondément ancré et il existe des "marqueurs" du caractère cyclique féminin de chaque femme au sein de leur corps.
Mettre de l'énergie dans les choses qui nous inspirent et allument notre lumière intérieure.
S'aménager des temps d'indisponibilité - Rester dans le présent.
Éviter les personnes négatives ou en manque affectif - Lâcher-prise.

MES OBJECTIFS PERSONNELS

À noter...

Cette saison nous permet d'identifier et de ressentir pleinement les émotions qui surgissent en conscience et en les acceptant, nous lâchons-prise, cela facilite notre compréhension.

Nous ne partirons donc plus désormais « en croisade », pour avoir raison à tout prix, sur tout, mais nous nous aménagerons des moments de calme et de douceur, éventuellement en pratiquant des exercices de respiration, en faisant de la méditation.

Cette prise de recul nous placera alors dans une bulle protectrice, hautement nécessaire, car méritée, au regard des fluctuations qui nous sont imposées.

L'intolérance, l'instabilité, les attentes irréalistes, l'hypersensibilité (...), fréquentes en fin de cycle, pourront alors être mieux appréhendées.

Nous pourrons alors ressentir l'unité, la compréhension, l'acceptation profonde de notre nature féminine cyclique et non-constante, cette période nous ouvrant à la contemplation, la réflexion, l'imagination...

Très chères lectrices,

Je vous invite pour conclure, à lister **vos remarques actuelles** quant à la façon dont vous traversez les saisons de votre nature féminine, ainsi que tous **les bénéfices positifs**, que vous avez noté en prenant en compte les suggestions évoquées, au fil des pages de cet ouvrage.

Fémininement vôtre.

Vos remarques actuelles	Les bénéfices positifs

Epilogue

Elle naît au déclin de l'automne

Elle vit en rêve tout un hiver

Elle s'éveille en sursaut au printemps

Elle aime, elle aime en plein été

Elle sème des souvenirs en automne

Elle oublie ses souvenirs en hiver

Elle chante la vie au printemps

Elle se tait, elle se tait en été

Elle parle à travers l'automne

Elle écoute une voix en hiver

Elle va vers la vie au printemps

Elle nie, elle nie la mort en été

On la perd de vue en automne

On l'oublie, on l'oublie en hiver

Quelqu'un se souvient d'elle un jour de printemps
Son nom naufrage pour jamais au cœur de l'été
Automne, hiver, printemps, été Être être et avoir été

ROBERT DESNOS

AUTRES OUVRAGES DU MÊME AUTEUR

Petit Précis délicieux
Croisements de regards littéraires
et photographiques

Édition BOD
Novembre 2017

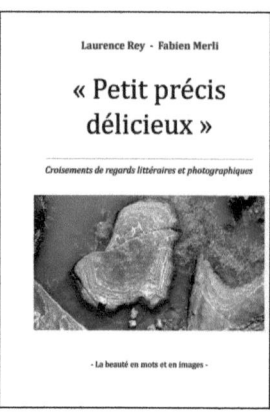

Et que la vie te soit légère
Recueil de citations

Édition BOD
Mars 2019

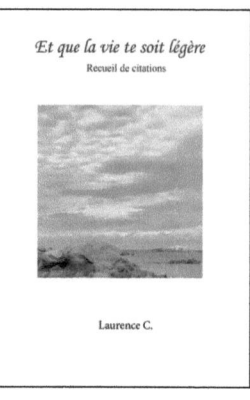